BEI GRIN MACHT SICH IHR WISSEN BEZAHLT

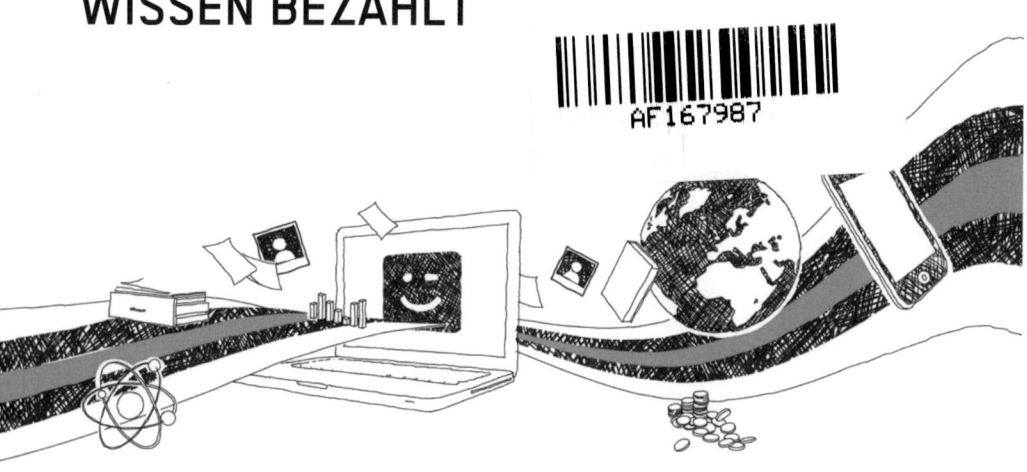

- Wir veröffentlichen Ihre Hausarbeit, Bachelor- und Masterarbeit

- Ihr eigenes eBook und Buch - weltweit in allen wichtigen Shops

- Verdienen Sie an jedem Verkauf

Jetzt bei www.GRIN.com hochladen und kostenlos publizieren

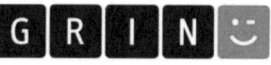

Gesundheitsförderung und Prävention in Lebenswelten

Maruschka Baehr

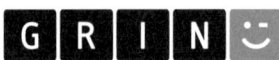

Bibliografische Information der Deutschen Nationalbibliothek:

Die Deutsche Nationalbibliothek verzeichnet diese Publikation in der Deutschen Nationalbibliografie; detaillierte bibliografische Daten sind im Internet über http://dnb.d-nb.de abrufbar.

ISBN: 9783346699312
Dieses Buch ist auch als E-Book erhältlich.

© GRIN Publishing GmbH
Nymphenburger Straße 86
80636 München

Druck und Bindung: Books on Demand GmbH, Norderstedt Germany
Gedruckt auf säurefreiem Papier aus verantwortungsvollen Quellen

Das vorliegende Werk wurde sorgfältig erarbeitet. Dennoch übernehmen Autoren und Verlag für die Richtigkeit von Angaben, Hinweisen, Links und Ratschlägen sowie eventuelle Druckfehler keine Haftung.

Das Buch bei GRIN: https://www.grin.com/document/1255550

Deutsche Hochschule für
Prävention und Gesundheitsmanagement
Hermann Neuberger Sportschule 3
66123 Saarbrücken

Einsendeaufgabe

Fachmodul:	Gesundheitsförderung und Prävention in Lebenswelten
Studiengang:	Gesundheitsmanagement
Datum Präsenzphase:	06.04.-09.04.2020
Name, Vorname:	Baehr, Maruschka
Studienort:	**Köln**
Semester:	**WS 2017**

Inhaltsverzeichnis

Lösung Aufgabe 1: Analyse der gesundheitlichen Ausgangsituation

1.1 Lösung Teilaufgabe 1.1: Gesundheitsbezogene Datenlage

Die Analyse der gesundheitsbezogenen Datenlage erfolgt nun für das Setting Betrieb.

Die heutige Gesellschaft entwickelt sich immer mehr hin zum Dienstleistungssektor. Damit einher, gehen oft sitzende Tätigkeiten. Des Weiteren nimmt die Arbeitszeit und somit auch die Zeit, in der sich der Arbeitnehmer kaum bewegt, einen Großteil des Tages ein. Die Technisierung ermöglicht es, zuvor vom Menschen geleistete körperliche Arbeit, auf Maschinen zu übertragen. Dies wiederum führt jedoch dazu, dass kaum mehr körperliche Arbeit und Bewegung der Arbeitnehmer gefordert ist. Der ständige Wettbewerbs- und Zeitdruck erfordert neue organisatorische Maßnahmen und schafft somit ebenfalls neue gesundheitliche Belastungen.

Wie ein systematischer Review bestätigt (Van Uffelen et al., 2010, S. 379-388), begünstigt der Bewegungsmangel die typischen Zivilisationskrankheiten wie insbesondere dem Metabolischem Syndrom und Übergewicht.

1.1.1 Arbeits- und Gesundheitssituation der erwerbstätigen Bevölkerung

Laut Statistischem Bundesamt gibt es derzeit 42 Millionen Erwerbstätige in Deutschland (Statistisches Bundesamt, 2020). Die Beschäftigten werden aufgrund des demografischen Wandels zunehmend älter, sodass das Alter der meisten Beschäftigten zwischen 50 und 55 Jahren liegt.

Dass das derzeitige Arbeitsverhalten, besonders sitzender Tätigkeiten, einen Einfluss auf die Gesundheit haben kann, wurde bereits erwähnt. Der Ausfall an Bruttowertschöpfung durch Arbeitsunfähigkeit liegt laut der Bundesanstalt für Arbeitsschutz und Arbeitsmedizin bei ca. 145 Milliarden Euro (Bundesanstalt für Arbeitsschutz und Arbeitsmedizin [BAuA], 2020).

Diese krankheitsbedingten Ausfälle stellen einen großen Verlust der Unternehmen hinsichtlich der Produktivität und auch der finanziellen Seite dar.

Es wird darum im Folgenden auf das Fehlzeitenverhalten am Arbeitsplatz und deren Ursachen eingegangen.

Des Weiteren werden anschließend die körperlichen und psychischen Belastungen differenziert betrachtet.

1.1.2   Fehlzeiten am Arbeitsplatz

Fehlzeiten am Arbeitsplatz können unterschiedliche Ursachen haben und einen Einblick in die gesundheitliche Lage eines Unternehmens gewähren.

In folgender Abbildung der Techniker Krankenkasse, welche die AU-Fälle im Jahre 2018 getrennt nach Geschlecht darstellt, erkennt man dass die jüngste Altersgruppe mit durchschnittlich zwei Arbeitsunfähigkeitsfällen pro Versicherungsjahr am häufigsten krankgeschrieben wird, wobei hingegen ab dem 25. Lebensjahr fast eine Halbierung derselben stattfindet und anschließend wieder steigt.

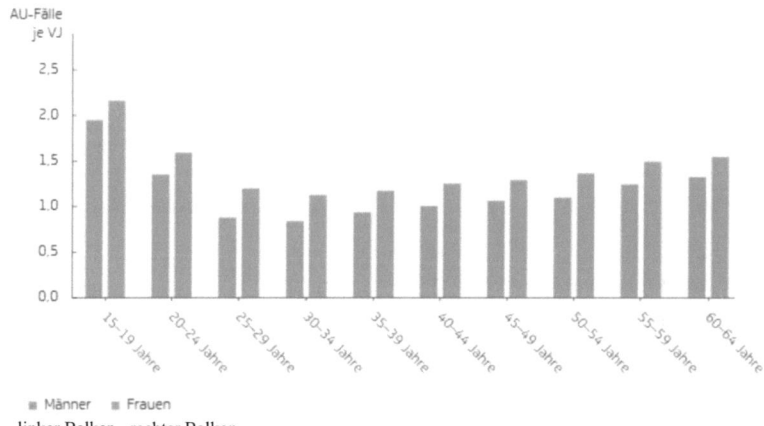

linker Balken   rechter Balken

Abb. 1: AU-Fälle je Versicherungsjahr nach Geschlecht und Alter 2018 (Techniker Krankenkasse [TK], 2019, S. 16)

Jedoch ist diese Abbildung allein nicht aussagekräftig genug, denn sie sagt nichts über die jeweilige Dauer der Arbeitsunfähigkeit aus.

Um dies zu verdeutlichen, folgt nun eine weitere Abbildung der Techniker Krankenkasse.

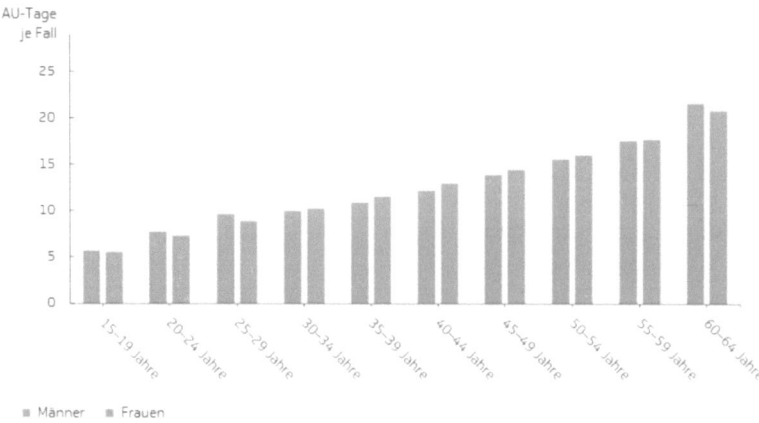

AU-Tage
je Fall

■ Männer ■ Frauen

linker Balken   rechter Balken

Abb. 2: AU-Tage je Fall nach Geschlecht und Alter 2018 (TK, 2019, S. 17)

Es wird nun deutlich, dass zwar die jüngeren Beschäftigten insgesamt häufiger krankgeschrieben werden, jedoch über eine wesentlich kürzere Dauer als die folgenden Alters-
gruppen. Die Krankheitsdauer steigt pro Lebensjahr kontinuierlich an und zeigt bei den
60-64-Jährigen ihren Höhepunkt. Dies würde bedeuten, dass im weiteren Verlauf durch
eine Zunahme der älteren Erwerbstätigen, mit steigenden krankheitsbedingten Fehlzeiten
zu rechnen ist.

Es lohnt sich ebenfalls einen Blick auf die durchschnittliche Arbeitsunfähigkeitsdauer
nach einzelnen Diagnosen zu werfen.

Krankheiten des Atmungssystems z.B. werden vermutlich häufig vorkommen, verzeich-
nen jedoch nur eine geringe Krankheitsdauer.

Am auffälligsten in nachfolgend dargestellter Abbildung der Techniker Krankenkasse ist
die Arbeitsunfähigkeitsdauer bei psychischen und- Verhaltensstörungen, welche ebenfalls teilweise, zumindest anteilsmäßig, arbeitsbedingt verursacht worden sein könnten.

Der bereits erwähnte Leistungs- und Wettbewerbsdruck hinsichtlich der Karriereplanung
sowie die Selbstverwirklichung und die Familienplanung, können zu einer Überforderung
führen und psychische Störungen zur Folge haben.

Neben den Neubildungen sowie Verletzungen und Vergiftungen, auf welche hier nicht
näher eingegangen werden soll, zeigt sich dass die meisten Krankheitstage durch Krankheiten des Kreislaufsystems, Ernährungs-und Stoffwechselkrankheiten sowie Krankheiten des Muskel-Skelett-Systems zurück zu führen sind.

Dies zeigt deutlich, dass in diesen Bereichen Handlungsbedarf besteht, welcher sich sowohl auf das Privatleben als auch auf das Berufsleben erstreckt.

Nachfolgend wird oben erläuterte Abbildung dargestellt.

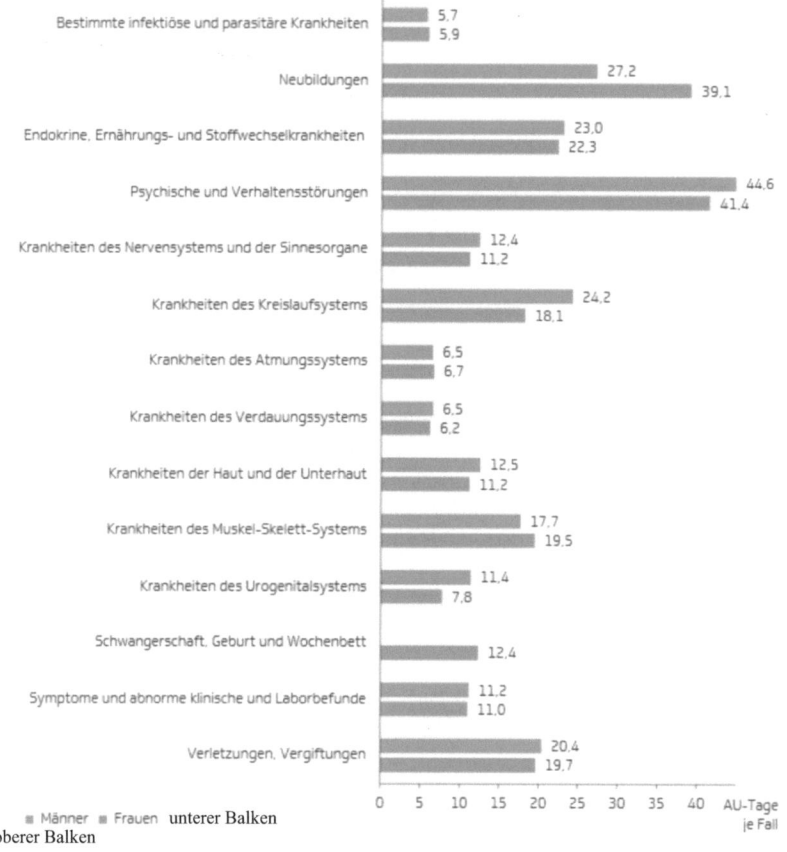

■ Männer ■ Frauen unterer Balken
oberer Balken

Abb. 3: AU-Tage je Fall nach ICD-10-Diagnosekapiteln 2018 (TK, 2019, S. 21)

Anschließend sei noch auf Arbeitsunfähigkeitszeiten, welche im Zusammenhang mit Arbeits- und Wegeunfällen stehen, einzugehen. Am Beispiel der Versicherten der Techniker Krankenkasse zeigt sich ein Rückgang der Arbeitsunfälle in den Jahren 2017 und 2018. Zu den häufigsten Diagnosen bei Arbeitsunfällen zählen im Jahr 2018 mit 79,4 % Verletzungen und Vergiftungen, 10,9 % stellen „übrige Diagnosen" dar und Krankheiten des Muskel-Skelett-Systems betragen 9,7 % (TK, 2019, S. 41).

1.1.3 Arbeitsbedingte körperliche Belastungen und gesundheitliche Auswirkungen

Körperliche Belastungen können bei Fehl- oder Überlastung zu Krankheiten und infolgedessen zu Arbeitsunfähigkeit führen. Folgende Belastungsarten sind laut der Bundesanstalt für Arbeitsschutz und Arbeitsmedizin (BAuA) bei einer Gefährdungsbeurteilung zu berücksichtigen:

- das Heben, Halten und Tragen von Lasten,
- das Ziehen und Schieben von Lasten,
- hoch repetitive manuelle Tätigkeiten,
- das Arbeiten in ungünstigen beziehungsweise erzwungenen Körperhaltungen,
- das Arbeiten mit hohen Kraftanforderungen,
- das Arbeiten mit hohen Bewegungsanforderungen mit und ohne Last.

Besonders Rückenschmerzen, welche den Krankheiten des Muskel-Skelett-Systems zugeordnet werden, kommen hier laut Techniker Krankenkasse besondere Bedeutung zu und machten allein im Jahr 2018 8,3% aller Fehltage aus. (Techniker Krankenkasse, 2019, S.45.)

1.1.4 Arbeitsbedingte psychische Belastungen

Wie bereits in Abbildung 3 erörtert, nehmen die psychisch bedingten Arbeitsunfähigkeiten stetig zu und machen die meisten Fehlzeiten aus. Auch die DAK verzeichnet nach einer Langzeitanalyse von 1997 bis 2018 eine Steigerung von 159,3 % der Fehltage aufgrund psychischer Störungen (DAK–Gesundheit, 2019, S.2) Psychoreport S.2). Besonders dominant sind gemäß des DAK Psychoreports neurotische-, Belastungs- und somatoforme Belastungsstörungen, dicht gefolgt von affektiven Störungen, (DAK ,2019 S.4).
Somatoforme Störungen kennzeichnen eine Vielzahl von Symptomen, welche jedoch auf keine organische Ursache zurückzuführen sind wie z.B. Rückenbeschwerden, Müdigkeit und Erschöpfung. Dies zeigt, von welcher Bedeutung psychische Erkrankungen für die Arbeit und das Unternehmen hinsichtlich der Leistungsfähigkeit sein können.

Nach einer Mitarbeiterbefragung nach Zok (2010, S.59) gehören u.a. ständige Aufmerksamkeit und Konzentration, Termin- oder Leistungsdruck sowie ein hohes Arbeitstempo und hohe Verantwortung zu den psychischen Belastungen am Arbeitsplatz. Diese können zu Erschöpfungssymptomen wie Reizbarkeit, Nervosität, muskulären Verspannungen sowie psychischen Störungen führen (Zok, 2010, S.196).

Zusammengefasst lässt sich sagen, dass mit Hinblick auf obige Erläuterungen, sowohl körperlich als auch psychische Belastungen großen Einfluss auf die Arbeitsfehlzeiten sowie des damit verbundenen finanziellen Schadens in Unternehmen, haben.

1.1.5 Bedeutung von Betrieben als Setting

1) Betriebliche Maßnahmen zur Gesundheitsförderung sind besonders wichtig da, wie bereits festgestellt, viele krankheitsbedingte Fehlzeiten und Beschwerdebilder ihren Ursprung in der beruflichen Tätigkeit und/oder dem damit verbundenen Umfeld haben. Wenn die Mitarbeiter eines Unternehmens nun mithilfe von Präventivangeboten und Arbeitsschutzmaßnahmen geschützt werden, könnten Fehlzeiten gesenkt. Dies wiederum wirkt sich positiv auf die Wirtschaftlichkeit und Produktivität des Unternehmens aus.

2) In Deutschland gibt es 42 Millionen Erwerbstätige, für welche die Arbeitsstelle den Lebensmittelpunkt darstellt. Dies bedeutet, dass eine hohe Erreichbarkeit für gesundheitsfördernde Maßnahmen über den Betrieb möglich ist.

3) Gesundheitsförderung im Betrieb kann sich positiv auf das Wohlbefinden und die Gesundheit der Mitarbeiter, und in Zuge dessen auch positiv auf die Arbeitsleistung derer auswirken. Zudem könnte eine bessere Identifikation mit dem Unternehmen aufgrund der gesundheitsfördernden Maßnahmen erfolgen, welches sich wiederum positiv auf das Image des Unternehmens auswirkt.

1.2 Lösung Teilaufgabe 1.2:Ableitung von Handlungsansätzen

Wie aus Abbildung 3 hervor geht steigen die psychischen Erkrankungen und machen aktuell die meisten krankheitsbedingten Fehlzeiten aus.

Dies zeigt den Handlungsbedarf an dieser Stelle, welcher sich sowohl positiv auf die Mitarbeiter als auch auf die Produktivität auswirken könnte. Denn nur gesunde Mitarbeiter, sind dazu in der Lage ihre Ressourcen voll auszuschöpfen und produktiv in das Unternehmen einzubinden.

Darum geht es in einem ersten Handlungsansatz darum, die psychische Gesundheit zu fördern und das Wohlbefinden zu erhalten.

Des Weiteren zeigte sich ein hoher Anteil an Fehlzeiten aufgrund von Ernährungs- und Stoffwechselerkrankungen, hierunter fallen u.a. Adipositas und auch Diabetes Mellitus II. Dies sind genau die Erkrankungen, welche eben durch sitzende Tätigkeiten, mangelnder Bewegung und falscher Ernährungsweise begünstigt werden. Durch fehlende Aufklärung in Sachen Ernährung und Bewegung aber auch durch schlichtweg das falsche Angebot an Nahrungsmitteln am Arbeitsplatz, kommt es zu krankheitsbegünstigenden Verhaltensweisen.

Demnach bietet sich ein weiterer Handlungsansatz im Sinne eines gesunden Ernährungsangebots an.

Auch die Erkrankungen des Muskel-Skelett-Systems machen einen nicht zu vernachlässigenden Anteil an Fehlzeiten aus. Insbesondere Rückenbeschwerden entstehen hier besonders häufig und ziehen sich durch alle Berufsgruppen. Natürlich sind Beschäftigte welche schwere körperliche Arbeit verrichten, besonders häufig betroffen. Jedoch sind auch überwiegend sitzende Tätigkeiten nicht rückenfreundlich und sogar psychische Belastungen können sich in Rückenbeschwerden äußern.

Dementsprechend besteht hier ein berufsübergreifendes Handlungsbedürfnis.

Handlungsansatz könnten hier sowohl bezogen auf die Adipositas als auch aufgrund der Rückenbeschwerden, eine Förderung der körperlichen Gesundheit sein.

Zielgruppe der betrieblichen Maßnahmen sind alle Erwerbstätigen jeden Geschlechts und Alters.

2   Lösung Aufgabe 2: Schwerpunktthema für ein Projekt zur Gesundheitsförderung im Setting Betrieb

Tabelle 1: Schwerpunktthema Projekt zur Gesundheitsförderung

Schwerpunktthema:
Fit am Arbeitsplatz- Förderung der körperlichen Gesundheit
Übergeordnetes Interventionsziel:
Aktivitätsmöglichkeiten am Arbeitsplatz schaffen

Verhaltensprävention	Verhältnisprävention
Maßnahme: Informationsveranstaltung über körperliche Gesundheit und gesunder Ernährung am Arbeitsplatz	*Maßnahme:* Konzeption eines Bewegungs- und Trainingsprogrammes sowie eines Ernährungskonzeptes
Teilziele: Verbesserung des Verständnisses und Bewusstsein für körperliche Aktivität und Ernährung am Arbeitsplatz und in der Freizeit	*Teilziele:* - Verbesserung der körperlichen Aktivität und ergonomisches Arbeiten -Verbesserung der Ernährungsweise
Inhalte: -Informationen über Notwendigkeit körperlicher Aktivität und gesunder Ernährung -Schulung ergonomischer Arbeitsplatzgestaltung	*Inhalte:* -Umgestaltung des Arbeitsplatzes -Anleitung und Umsetzung von Bewegungs- und Trainingsprogrammen - Anleitung und Umsetzung von gesunder Ernährungsweise - Anpassung der Kantinen an ein ernährungsbewusstes Lebensmittelangebot

3   Lösung Aufgabe 3: Recherche Modellprojekt

Tabelle 2: Recherche Modellprojekt

Titel Modellprojekt	„Fit am Arbeitsplatz"
Projektlaufzeit	2013-2020
Projektträger/Initiatoren	-Fest angestellte Betriebsärzte -Fachkräfte für Arbeitssicherheit -Ernährungsberatung -Kooperation mit Krankenkassen und. Fitnessstudios
Ziele	-Verbesserung der körperlichen Aktivität und Fitness -Verbesserung der Ernährungsweise -Verbesserung des Wohlbefindens -Reduktion der Fehlzeiten am Arbeitsplatz -Erhalt der Produktivität und Leistungsfähigkeit
Inhalte und Methoden	-Vorsorgemaßnahmen und körperliche Untersuchungen -gesundheitsgerechte Gestaltung des Arbeitsplatzes -Ernährungsberatung -gesundheitsbewusste Mitarbeiterverpflegung -Kooperationen mit Sportvereinen/ unternehmenseigenes Fitnessstudio mit individueller Betreuung -Datenerhebung: Med. Anamnese und ärztliche Untersuchung, Mitarbeiterbefragung zu Fitness- und Ernährungseinschätzung, Motorik-Tests
Ergebnisse	-Sensibilität für gesunde Bewegung und Ernährung -Reflexion eigener Verhaltensweisen -Verhaltensänderungen -körperliche Veränderungen -intensivierte Kooperationen und Angebote -Etablierung verschiedener Maßnahmen
Fazit	Im Hinblick auf die Ziele hinsichtlich der Verhaltensprävention sowie der Verhältnisprävention konnten gute Ergebnisse erzielt werden. Die Ziele welche auf eine gesündere Ernährungsweise und mehr Bewegung in Eigenverantwortung abzielen, sind weniger erfolgreich gewesen.
Literaturquellen	Bundesministerium für Ernährung und Landwirtschaft (2019). *Abschlussbericht der Evaluation des Nationalen Aktionsplans IN FORM*

4 Literaturverzeichnis

Bundesanstalt für Arbeitsschutz und Arbeitsmedizin (Hrsg.). *Physische Belastung.* Zugriff am 21.04.2020. Verfügbar unter https://www.baua.de/DE/Themen/Arbeitsgestaltung-im-Betrieb/Physische-Belastung/Physische-Belastung.html

Bundesanstalt für Arbeitsschutz und Arbeitsmedizin (Hrsg.) 2020. *Volkswirtschaftliche Kosten durch Arbeitsunfähigkeit.* Zugriff am 21.04.2020. Verfügbar unter https://www.baua.de/DE/Themen/Arbeitswelt-und-Arbeitsschutz-im-Wandel/Arbeitsweltberichterstattung/Kosten-der-AU/Kosten-der-Arbeitsunfaehigkeit_node.htm

Bundesministerium für Gesundheit und Landwirtschaft. (Hrsg.). (2019) *Abschlussbericht der Evaluation des Nationalen Aktionsplans IN FORM.* Zugriff am 21.04.2020. Verfügbar unter https://www.in-form.de/fileadmin/Dokumente/PDF/01BMEL_IN_FORM_Abschlussbericht_Web-PDF_barrierefrei.pdf

DAK-Gesundheit. (Hrsg.). (2019). *Psychoreport 2019-Entwicklung der psychischen Erkrankungen im Job, Langzeitanalyse: 1997-2018.* Zugriff am 21.04.2020. Zugriff unter https://www.dak.de/dak/bundesthemen/dak-psychoreport-2019-dreimal-mehr-fehltage-als-1997-2125486.html

Statistisches Bundesamt. (Hrsg.). 2020. *Erwerbstätigkeit.* Zugriff am 21.04.2020. Verfügbar unter https://www.destatis.de/DE/Themen/Arbeit/Arbeitsmarkt/Erwerbstaetigkeit/_inhalt.html

Techniker Krankenkasse. (Hrsg.). (2019). *Gesundheitsreport 2019-Arbeitsunfähigkeiten.* Zugriff am 21.04.2020. Verfügbar unter https://www.tk.de/resource/blob/2060908/b719879a6b6ca54c1f2ec600985fb616/gesundheitsreport-au-2019-data.pdf

Van Uffelen, JG., Wong, J., Chau, JY., van der Ploeg, HP., Riphagen, I., Gilson, ND. et al (2010.) Occupational sitting and health risks: a systematic review. *American Journal of Preventive Medicine,* 39 (4), 379–388.

Zok, K. (2010). *Gesundheitliche Beschwerden und Belastungen am Arbeitsplatz. Ergeb-nisse aus Beschäftigtenbefragungen.* Berlin: KomPart.

5 Abbildungs- und Tabellenverzeichnis

5.1 Abbildungsverzeichnis

5.2 Tabellenverzeichnis

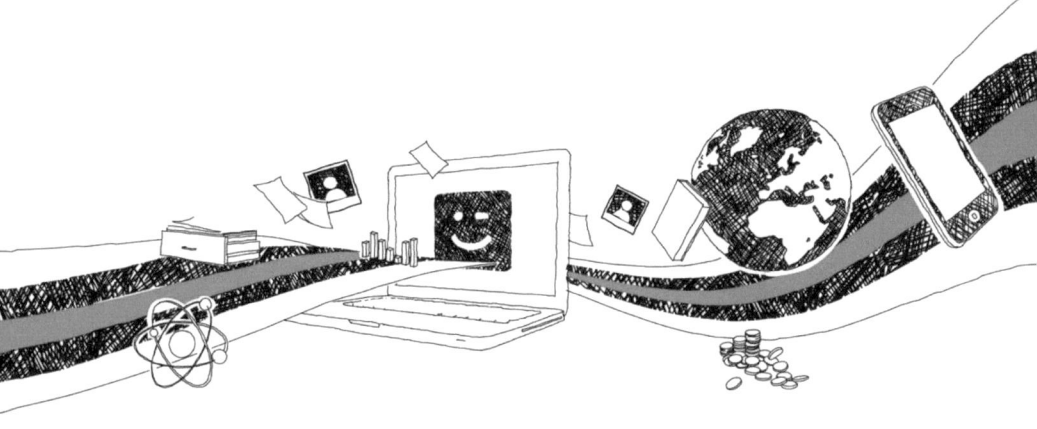
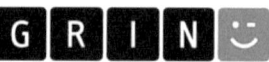